COMO BAJAR DE PESO Y PERDER LA PANZA

6 Tips Infalibles, 26 Efectivos Consejos, ¡Plan para Bajar 3 kilos en 3 Días! Y Mucho más…

Apreciado (a) Lector (a):

¡Gracias por adquirir este preciado libro! Estamos contentos de que haya encontrado lo que estaba buscando.

Este saludo es para agradecerle por ser parte de nuestra leal familia de lectores. Estamos muy agradecidos por su compra, porque no estaríamos aquí sin lectores leales como usted.

Podría haber elegido cualquier otro Libro, pero eligió el nuestro. Por ello apreciamos mucho que haya tomado esa decisión.

¡Gracias de nuevo y que lo disfrute!

Nuestro objetivo es que siempre esté satisfecho. Esperamos volver a verle de nuevo en nuestras próximas ediciones, que le aseguro personalmente, serán de mayor agrado.

*Nos alegraría mucho si se tomara un minuto de su tiempo para calificar nuestro libro en la página de "**Amazon.com**" (es la misma página donde compró este libro), y a la vez expresar su opinión en los comentarios, para que así otras personas que busquen lo mismo que usted estuvo buscando, puedan encontrarlo con mayor facilidad.*

¡Que tenga un excelente día!

Sinceramente,

Derek Schell Weigel y equipo de trabajo.

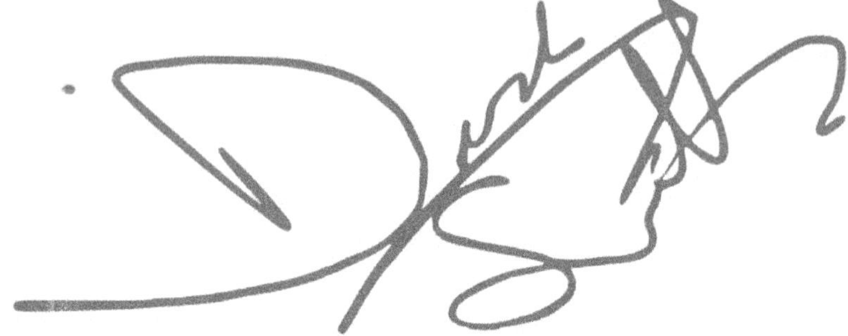

INDICE

Dieta del pepino, el plan para adelgazar tres kilos en tres días

Cómo bajar de peso y adelgazar ¡6 tips infalibles!

Para adelgazar y bajar la barriga, los cambios de hábitos y estilo de vida pueden ser bastante eficaces, pudiendo ayudar a la pérdida de hasta 2 kg por semana, dependiendo del peso inicial.

Sin embargo, para que esto se logre, es importante seguir todos los días las estrategias recomendadas.

Además, en caso de que la persona se encuentre en un proceso de adelgazamiento, se aconseja no pesarse todos los días para verificar si adelgazó o subió de peso, ya que esto produce ansiedad y puede interferir en el proceso.

 Lo ideal es pesarse sólo una vez por semana, siempre en el mismo horario y para en el caso de las mujeres se debe tomar en cuenta si está durante el período menstrual, porque durante esta semana es normal estar un poco más hinchada, lo que se refleja en la balanza.

Los consejos a continuación aparecen por orden de importancia, comenzando por:

1. Comer lentamente y saborear la comida

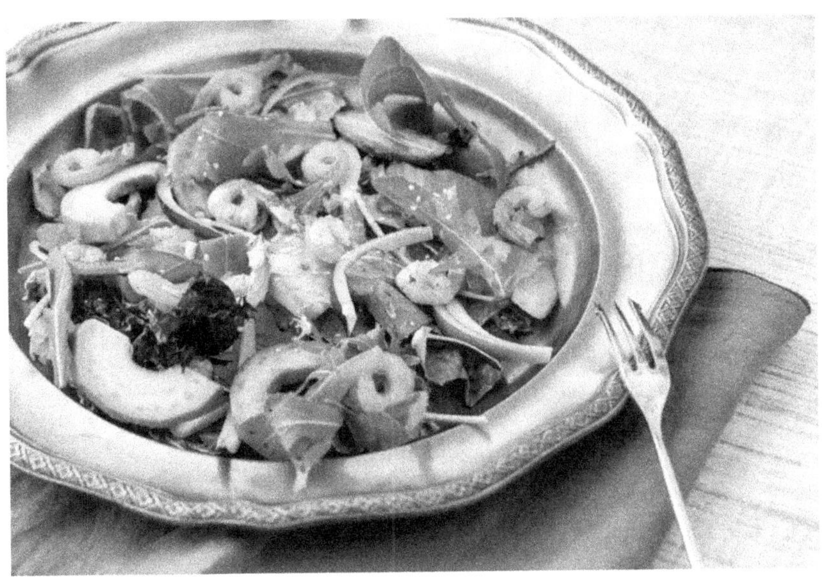

Comer despacio permite que cuando el estómago se encuentre casi lleno, mande una señal al cerebro indicando que ya ha recibido suficiente comida y que ya no necesita seguir comiendo.

Sin embargo, las personas que tienen el hábito de comer rápido su cerebro no percibe esta señal de saciedad, haciendo con que la persona coma en mayores cantidades, además de esto, también reduce el tiempo de contacto con la comida y el placer de aprovecharla mejor.

Vea con más detalles las **consecuencias de comer rápido**.

Respetar la saciedad es uno de los puntos principales para adelgazar y evitar la ganancia de peso.

Saciar el estómago con alimentos ricos en nutrientes y fibras como vegetales, frutas, carnes blancas y grasas buenas, hace con que el metabolismo funcione mejor y evita la sensación de hambre por más tiempo.

2. Beber más agua durante el día

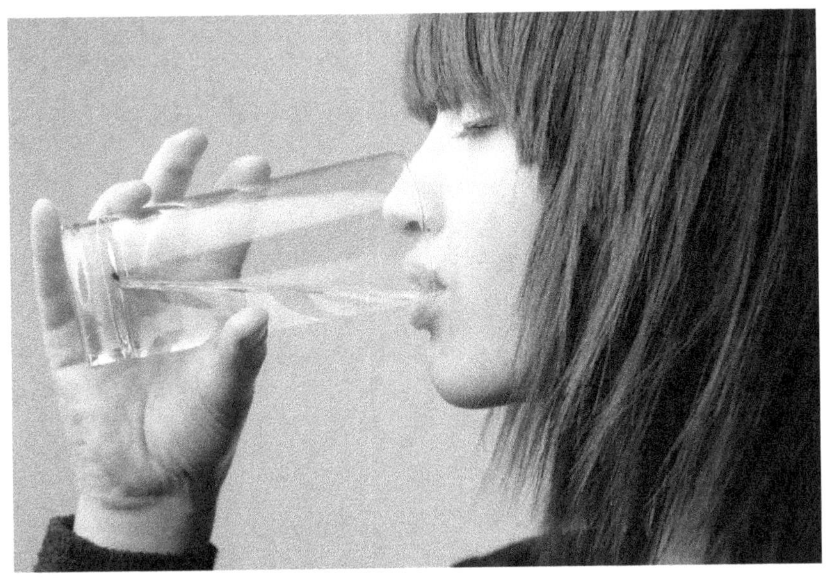

Se deben beber muchos líquidos entre las comidas, ya que esto ayudará a disminuir el hambre y la retención de líquidos, porque mientras más agua se bebe más orina produce el cuerpo, y con su eliminación también se liberan toxinas que perjudican el proceso de pérdida de peso. Conozca los **alimentos que contienen agua.**

- **Qué puede tomar:** agua, agua de coco, jugos naturales sin azúcar, tés sin azúcar;

- **Qué no debe tomar:** refrescos, jugos industrializados, bebidas achocolatadas y bebidas alcohólicas.

La cantidad de agua que se debe ingerir por día varía entre 1,5 a 3 L al día. Si tiene alguna dificultad para beber agua conozca qué puede hacer para **beber 2 litros de agua al día.**

3. Realizar actividad física

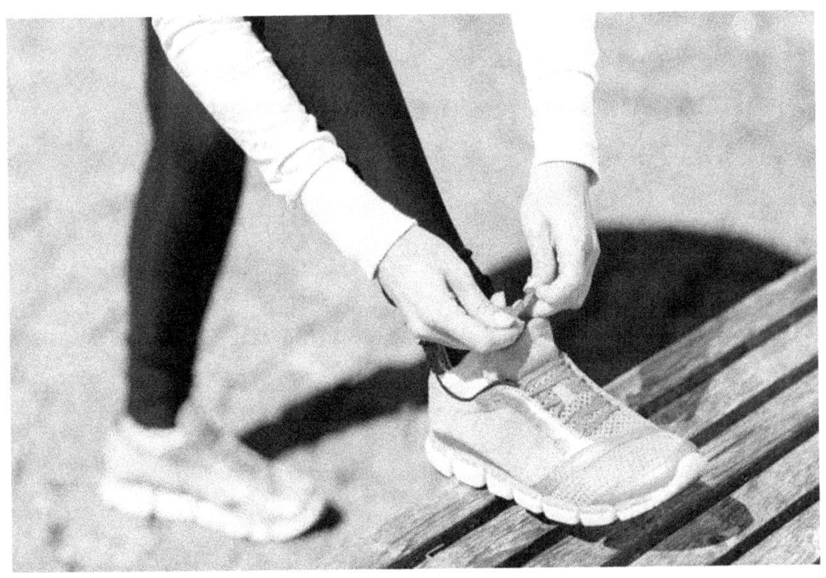

El tipo de ejercicio no es lo más importante, pero sí aprovechar todas las oportunidades de quemar calorías siempre que sea posible, es de suma importancia que practique una actividad por lo menos 3 veces por semana.

Realizar algunas actividades diarias pueden marcar la diferencia, intente las siguientes actividades:

- Subir escaleras en vez del elevador;

- Bajarse una parada antes del trabajo o del colegio y caminar el resto del camino;

- Salir a dar un paseo de 10 minutos después del almuerzo. Vea una **rutina de entrenamiento para bajar de peso caminando**;

- Llevar el perro a pasear en la noche.

Para aumentar el gasto de energía, trata de hacer caminatas de al menos 30 minutos, 3 veces por semana, ya que es uno de los mejores ejercicios físicos para perder peso, pero también haz algunos ejercicios de resistencia para complementar el entrenamiento.

Conozca algunos **ejercicios fáciles de hacer en pocos minutos y que ayuda a dejar el abdomen plano.**

4. Comer de todo pero con moderación

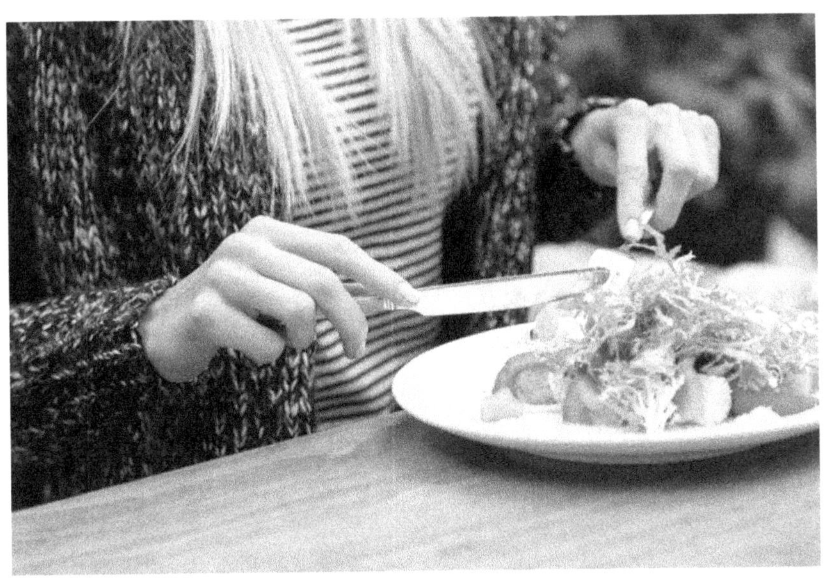

El cuerpo necesita de todos los nutrientes, por lo que en las dietas en las que se prohíben los carbohidratos hacen con el peso aumente de nuevo poco tiempo después. Los mejores consejos son:

- Preferir leche y sus derivados descremado;

- Agregar 1 cucharada de semillas en los jugos y yogures como linaza y chía;

- Comer un puñado de frutos secos, como maní o cacahuate, almendras, nueces, avellanas por día;

- Escoger una sola fuente de carbohidrato por comida, dándole preferencia a los alimentos naturales;

- Comer una ensalada cruda antes del almuerzo y de la cena;

- Comer por lo menos 3 frutas por día;

- Evitar el consumo de azúcares simples, evitando tomar café, leche, yogur, tés y jugos con azúcar;

- Evitar comer después de estar saciado.

El consumo de frutas y vegetales varias veces al día, proporcionan muchas fibras y vitaminas, además de contener pocas calorías, favoreciendo el proceso de pérdida de peso.

5. No quedarse con hambre

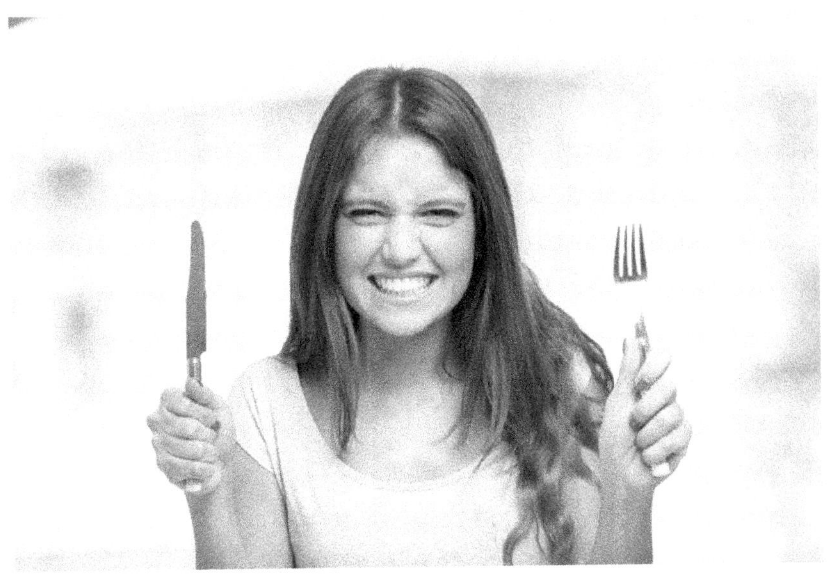

Hacer pequeñas comidas cada 3 horas puede parecer exagerado, pero es cierto que el hambre no aparece. De esta forma dividiendo las porciones de comida ayudan a disminuir el peso. Siga los siguientes consejos:

- Colocar recordatorios en el celular o en la agenda avisando que es hora de comer;

- Tenga siempre en la cartera o en la mochila frutos secos, frutas naturales que son meriendas fáciles para hacer en la calle;

- Las mejores meriendas son: frutas, yogures, palitos de zanahoria, pepino con aguacate triturado y condimentado con sal y pimienta, tomate en cubos grandes con una pizca de sal y aceite de oliva, un huevo cocido y frutos secos.

Si no es posible hacer alguna comida a lo largo del día, simplemente concentre en mantener la calidad de la próxima comida y use estos pequeños aperitivos si tiene hambre.

Poco a poco es posible entender que la mayoría de las veces no se trata de hambre sino de ansiedad.

6. Anotar todo lo que come

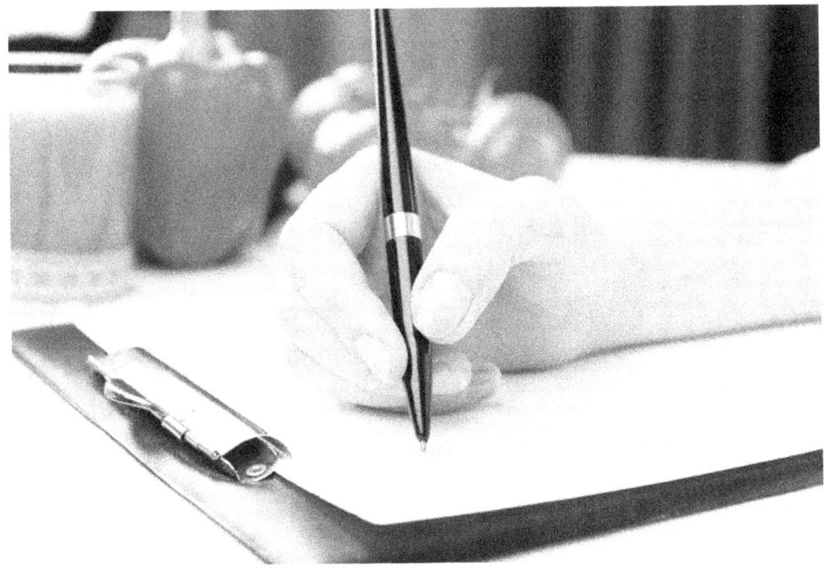

Anotar todo lo que come a lo largo del día también es una buena estrategia para adelgazar, ya que de esta forma la persona logra tener mayor consciencia de lo que ingiere y, de esta forma, logra identificar errores y dónde mejorar, pudiendo alterar sus hábitos alimenticios para adelgazar, en caso de que sea este el propósito, y tener una vida más saludable.

Se recomienda que el registro se realice todos los días y después de cada comida, pues es más fácil recordar lo que se consumió.

En el diario de comida es importante indicar si se trata del desayuno, almuerzo, lunch, comida o cena, la hora de la comida, los alimentos consumidos y la cantidad, el lugar en el que comió y qué estaba haciendo en el momento.

Además, debe quedar registrado si tuvo compañía y cómo se sentía en ese momento.

Este registro debe hacerse por 3 a 7 días, ya que de esta forma será posible tener una mejor idea de cuáles son los hábitos alimenticios.

Después del registro, es importante analizar todas las elecciones de comida junto con el nutricionista, ya que de esta forma es posible identificar los errores y establecer estrategias para lograr alcanzar el objetivo deseado.

Además, el nutricionista indicará los mejores alimentos para que la persona no tenga deficiencias nutricionales y logre adelgazar de forma saludable.

Qué hacer si no logra bajar de peso

Si ha intentado varias veces bajar de peso y no lo ha logrado, lo ideal es consultar un médico general para analizar si la glándula de la tiroides está funcionando correctamente, por ejemplo, ya que enfermedades como el hipotiroidismo o los ovarios poliquísticos pueden causar aumento de peso.

Además de esto, también se debe consultar a un nutricionista para que realice un evaluación de los hábitos alimentarios y de otros parámetros, elaborando un plan nutricional individualizado para lograr alcanzar el objetivo propuesto.

En los casos en que existe algún problema de salud como gastritis, asma, osteoporosis o incluso una limitación de movilidad, es fundamental la orientación y consejo de los médicos para conciliar la dieta con el uso de medicamentos y con la debida adaptación a la enfermedad, para que de esta forma sea posible adelgazar mejorando la calidad de vida y no al contrario.

26 efectivos consejos para bajar de peso

La quinua no contiene azúcar, es baja en sodio y es considerada un alimento funcional porque mejora la salud y reduce el riesgo de contraer enfermedades.

Consejos extraños e imposibles de seguir, dietas "milagro" sin nada de evidencia detrás y otras declaraciones sin fundamento a veces plagan el campo de la información nutricional.

Pero, a lo largo de los años, los científicos relacionados al campo de la nutrición definitivamente han podido probar que algunas estrategias son efectivas al momento de perder peso.

Es hora de repasarlas.

1. Beber agua, en especial antes de las comidas

Beber agua puede acelerar el metabolismo entre un 24 y un 30 % en un período de entre 1 a 1.5 horas, ayudando a quemar algunas calorías extra .

Un estudio mostró que beber medio litro de agua una hora y media antes de las comidas ayudó a las personas que estaban siguiendo una dieta a perder un 44 % más de peso.

2. Comer huevos en el desayuno

Los huevos tienen muchos beneficios, entre ellos el de ayudar a perder peso.

Reemplazar un desayuno basado en cereales con huevos puede llevar a consumir menos calorías en las siguientes 36 horas, perdiendo peso y grasa corporal.

Y si por alguna razón no se pueden consumir huevos, cualquier otra fuente de proteínas de calidad funciona también.

3. Beber café (preferentemente negro)

El café a veces ha sido injustamente demonizado. Cuando es de buena calidad, está repleto de antioxidantes y numerosas maneras de aportar a una buena salud.

La cafeína puede elevar el metabolismo entre un 3 y un 11 % y la eliminación de grasas entre un 10 y un 2 %.

Eso sí: hay que asegurarse de no agregarle grandes cantidades de azúcar o de otros ingredientes altos en calorías, ya que eso anularía todos sus beneficios.

4. Beber té verde

El té verde contiene pequeñas cantidades de cafeína, pero también incluye poderosos antioxidantes llamados catequinas, de los cuales se cree que trabajan en sinergia con la cafeína para mejorar el efecto de quema de grasas.

Aunque la evidencia no es del todo firme, muchos estudios muestran que el té verde (tanto la bebida como el extracto en forma de suplemento) puede ayudar a perder peso.

5. Cocinar con aceite de coco

El aceite de coco es muy saludable.

Es alto en triglicéridos de cadena media, que se metabolizan de manera diferente que otras grasas.

Se ha demostrado que estos triglicéridos pueden elevar el metabolismo en un rango de hasta 120 calorías al día y también reducir el apetito, con lo cual se podrían terminar consumiendo hasta 256 calorías menos por día.

La idea no es, de todas formas, agregarlo sobre algo que ya se haya cocinado de manera tradicional, sino reemplazar con aceite de coco algunas de las grasas que habitualmente se usan para cocinar.

6. Tomar glucomanano

El glucomanano es una fibra que, en varios estudios científicos, ha hecho perder peso a los sujetos de investigación.

Absorbe agua y se asienta en el intestino por un tiempo, haciendo sentir mayor saciedad y ayudando a consumir menos calorías.

Y se ha demostrado que las personas que consumen suplementos de glucomanano pierden un poco más de peso que aquellos que no lo hacen .

7. Recortar los azúcares agregados

La mayoría de las personas consume demasiada azúcar agregada.

Este consumo se asocia fuertemente con el riesgo de sufrir obesidad y enfermedades como diabetes tipo 2 y problemas cardíacos.

Si se quiere perder peso, es necesario reducir el consumo de azúcar agregado y jarabe de maíz de alta fructosa.

Y hay que asegurarse de leer bien las etiquetas de los alimentos, ya que muchos productos supuestamente saludables a veces están llenos de azúcar.

8. Consumir menos carbohidratos refinados

Los carbohidratos refinados, usualmente, son azúcares o granos que han sido despojados de sus partes fibrosas y nutritivas.

Los estudios científicos demuestran que los carbohidratos refinados pueden elevar el azúcar en sangre de manera rápida, llevando a sentir hambre y antojos, y a elevar el consumo de alimentos pocas horas después.

Consumirlos está fuertemente ligado a la obesidad .

Así, si se van a consumir carbohidratos, es mejor asegurarse de que se los va a consumir con su fibra natural incluida.

9. Seguir una dieta baja en carbohidratos

Numerosas investigaciones muestran que apegarse a una dieta baja en hidratos de carbono puede ayudar a perder entre dos y tres veces más peso que con la dieta estándar baja en grasa.

Y, al mismo tiempo, contribuye a una mejor salud.

10. Usar platos más pequeños

Aunque suene imposible a primera vista, se ha demostrado que utilizar platos más pequeños suele derivar automáticamente en un consumo menor de calorías.

11. Controlar porciones o contar calorías

Todo lo que contribuya a estar consciente de lo que se come es útil.

Así, controlar el tamaño de las porciones o contar las calorías que se consumen puede ser una buena idea, por razones obvias.

Hay estudios que también muestran que llevar adelante un diario de comidas, escribiendo lo que se consume cada día o tomando fotografías de lo que se come, puede contribuir a la pérdida de kilos

12. Tener alimentos saludables cerca en caso de que ataque el hambre

Comprar y tener a mano alimentos saludables previene que se recurran a snacks nocivos para la dieta.

Así, es ideal recurrir a frutas, nueces, zanahorias baby, yogur o huevos hervidos.

13. Cepillarse los dientes luego de cenar

Aunque no haya estudios que apoyen esto, muchos recomiendan cepillarse los dientes inmediatamente después de la cena, lo cual parece prevenir la tentación de algún snack nocturno.

14. Consumir comidas con especias

Algunas especias, como la pimienta de Cayena, contienen capsaicina, un componente que puede acelerar el metabolismo y reducir ligeramente el apetito.

15. Hacer ejercicio aeróbico

Los ejercicios aeróbicos no sólo queman calorías, sino que contribuyen a una mejor salud física y mental.

Parecen ser especialmente efectivos para perder grasa abdominal, la cual crece alrededor de los órganos y produce problemas metabólicos.

16. Levantar pesas

Uno de los efectos colaterales malos de hacer dieta es que tiende a favorecer la pérdida de músculo y la desaceleración del metabolismo.

Y la mejor manera de prevenir esto es realizar alguna clase de ejercicio de resistencia, como levantar pesas. Esto puede mantener el metabolismo alto y evitar la pérdida de masa muscular.

17. Consumir más fibra

La fibra usualmente se recomienda para perder peso.

Aunque la evidencia no es concluyente, algunas investigaciones muestran que la fibra, en especial la viscosa, eleva la saciedad y ayuda a controlar el peso a largo plazo.

18. Consumir más vegetales y frutas

Tanto los vegetales como las frutas poseen propiedades que los hacen muy efectivos para la pérdida de peso.

Contienen muy pocas calorías, pero mucha fibra. Son además ricos en agua, lo cual les brinda una baja densidad energética. Además, toma tiempo masticarlos y brindan saciedad.

Varios estudios muestran que las personas que las consumen tienden a pesar menos.

Estos alimentos son también muy saludables y nutritivos, por lo cual comerlos es importante por otras razones más allá de perder kilos.

19. Masticar más lento

Puede llevar tiempo para que el cerebro "registre" que ya se ha comido lo suficiente.

Y algunas investigaciones muestran que masticar más lento ayuda a consumir menos calorías y a incrementar la producción de hormonas ligadas a la pérdida de peso.

20. Dormir bien

El sueño a veces no se tiene en cuenta, pero es tan importante como comer saludable y ejercitarse.

El mal sueño es uno de los principales factores de riesgo de la obesidad, ligado a un riesgo 89 % mayor en niños y 55 % más alto en adultos.

21. Vencer las adicciones alimentarias

Un estudio realizado sobre 196,211 individuos en el 2014 encontró que el 19.9 % de las personas entraba dentro de los criterios de la adicción a la comida.

Si se sufren poderosos antojos y no se puede controlar la dieta sin importar lo mucho que se intente, quizás se esté frente a un caso de esta adicción.

Y lo único que funciona es conseguir ayuda. Intentar bajar de peso sin lidiar primero con ese problema es casi imposible.

22. Consumir más proteínas

Seguir una dieta alta en proteínas ha demostrado acelerar el metabolismo de 80 a 100 calorías por día.

Un estudio mostró que convertir a las proteínas en el 25 % de las calorías consumidas al día redujo los pensamientos obsesivos en relación a la comida en un 60 %, al mismo tiempo que recortó a la mitad los antojos nocturnos.

Así, simplemente agregar proteínas a la dieta, sin restringir nada, constituye una de las maneras más fáciles y efectivas (y deliciosas) de perder peso.

23. Suplementar con proteína de suero de leche

Si es difícil incluir las proteínas suficientes en la dieta, tomar un suplemento puede ayudar.

Una investigación arrojó que reemplazar parte de las calorías con proteína de suero de leche puede derivar en una pérdida de peso de alrededor de 4 kilos, mientras se aumenta la masa muscular magra.

24. No beber calorías (refrescos o jugos de fruta)

El azúcar es mala, pero en forma líquida es incluso peor.

De hecho, probablemente sea la parte más engordante de la dieta moderna.

Por ejemplo, un estudio mostró que las bebidas azucaradas se relacionan con un riesgo de obesidad 60 % mayor en niños por cada porción diaria.

Esto también se aplica a los jugos de fruta, que contienen la misma cantidad de azúcar que un refresco.

Se puede consumir la fruta entera, pero es mejor evitar el consumo del jugo solo.

25. Consumir alimentos de un solo ingrediente

Si se quiere ser una persona más delgada y saludable, una de las mejores cosas que se pueden hacer es consumir alimentos naturales de un solo ingrediente.

Generalmente, estos alimentos sacian naturalmente, por lo cual es difícil subir de peso si la mayoría de la dieta se basa alrededor de ellos.

26. No hacer dieta, sino comer saludablemente

La mayoría de las dietas generalmente no funciona a largo plazo.

De hecho, hay estudios que muestran que hacer dieta predice consistentemente la ganancia de peso a futuro .

En lugar de hacer dieta, es mejor tener como meta convertirse en una persona más saludable, más en forma y más feliz.

Focalizarse en nutrir el cuerpo en lugar de privarlo de cosas.

Así, la pérdida de peso vendrá como un efecto secundario natural.

Dieta del pepino, el plan para adelgazar tres kilos en tres días

Si eres alérgico a la aspirina, o algún otro antinflamatorio, NO la realices. El pepino contiene antinflamatorios naturales, comerlo en exceso podría causarte daño

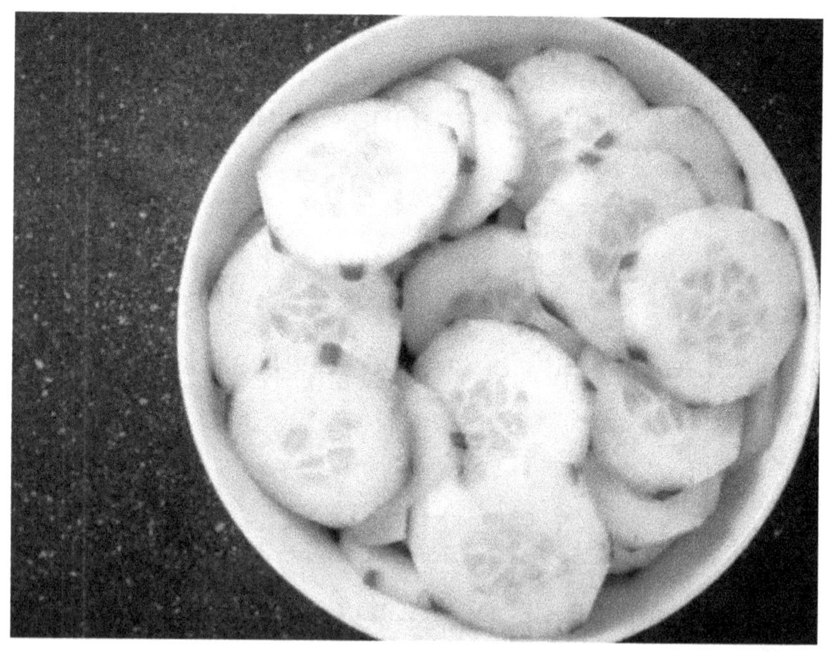

Apostamos a que esto es lo que estabas buscando.

Los pepinos son un gran alimento.

Están compuestos por 95 por ciento de agua; contienen un antinflamatorio que te ayuda a eliminar la sensación de "globo" en el estómago; son bajos en calorías y ricos en fibra, lo que los hace muy útiles para la pérdida de peso y la digestión.

Pero, ¿sabías que el pepino te puede ayudar a bajar 3 kilos en 3 días? Checa cómo va la dieta:

3 KILOS EN 3 DÍAS CON PEPINO

El ingrediente principal de esta dieta es el pepino crudo. El plan dura solamente 3 días porque es muy estricto.

Frutas que puedes comer:

Naranja

Mandarina

Pera

Manzana

Desayuno

1 taza de té verde

1 pepino en rodajas (sin cáscara)

1 fruta

1 vaso de agua con limón sin azúcar (puede ser tibia para eliminar más grasa)

Colación

1 yogurt descremado

Comida

Sopa de verduras (trata de que sea con muy poca grasa y casi nada de aceite).

Ensalada de pepinos con lechuga

1 fruta

Colación

1 gelatina de dieta

1 huevo duro (cocido)

1 té sin azúcar (de preferencia té verde, té rojo o de canela)

Cena

Ensalada de pepino con vinagre de manzana

1 porción de pescado o pollo a la plancha.

Bebe 2 litros de agua simple o, si lo prefieres, prepárate agua de pepino con limón y consúmela a lo largo del día.

CONTRAINDICACIONES

Esta dieta no es recomendada para personas con algún problema en la tiroides (hiper o hipotiroidismo).

Si eres alérgico a la aspirina, o algún otro antinflamatorio, NO la realices. El pepino contiene antinflamatorios naturales, comerlo en exceso podría causarte daño.

El pepino en exceso puede agravar los síntomas de alergia oral, reacción alérgica que se manifiesta en la boca, lengua y la garganta.

Como toda dieta de reducción de peso "instantánea", sus efectos son pasajeros si no sigues con un plan alimenticio equilibrado. Para perder peso sin rebote, necesitas un cambio de hábitos a largo plazo.

RAZONES PARA COMER PEPINO

Independientemente de la dieta, es buena idea incluir pepinos en tu alimentación:

Los pepinos protegen tu cerebro gracias a su poder antinflamatorio. También mejoran tu memoria y protegen las células nerviosas.

Está demostrado que los pepinos contienen polifenoles, sustancias relacionadas con un menor riesgo de cáncer de mama, útero, ovario y próstata.

Tienen numerosos antioxidantes, vitamina C y betacaroteno.

Una rebanada de pepino en tu lengua, ayuda a eliminar las bacterias que causan mal olor en la boca.

Es un multivitamínico natural, sobre todo del grupo B, conocido por aliviar el sentimiento de ansiedad y reducir el estrés.

Refuerzan tu salud digestiva por la gran cantidad de agua y fibra que poseen.

La pulpa del pepino está compuesta por fibra soluble, la cual forma una especie de "gelatina" en el estómago y ayuda a la digestión; la cáscara, por su parte, posee fibra insoluble que ayuda a darle volumen a tus heces.

A pesar de que te dejan satisfechos, son muy bajos en calorías. Una taza de pepinos contiene sólo 16 calorías.

Son ricos en potasio, lo que está relacionado con la reducción en la presión arterial.

Apreciado (a) Lector (a):

¡Gracias por adquirir este preciado libro! Estamos contentos de que haya encontrado lo que estaba buscando.

Este saludo es para agradecerle por ser parte de nuestra leal familia de lectores. Estamos muy agradecidos por su compra, porque no estaríamos aquí sin lectores leales como usted.

Podría haber elegido cualquier otro Libro, pero eligió el nuestro. Por ello apreciamos mucho que haya tomado esa decisión.

¡Gracias de nuevo y que lo disfrute!

Nuestro objetivo es que siempre esté satisfecho. Esperamos volver a verle de nuevo en nuestras próximas ediciones, que le aseguro personalmente, serán de mayor agrado.

*Nos alegraría mucho si se tomara un minuto de su tiempo para calificar nuestro libro en la página de **"Amazon.com"** (es la misma página donde compró este libro), y a la vez expresar su opinión en los comentarios, para que así otras personas que busquen lo mismo que usted estuvo buscando, puedan encontrarlo con mayor facilidad.*

¡Que tenga un excelente día!

Sinceramente,

Derek Schell Weigel y equipo de trabajo.

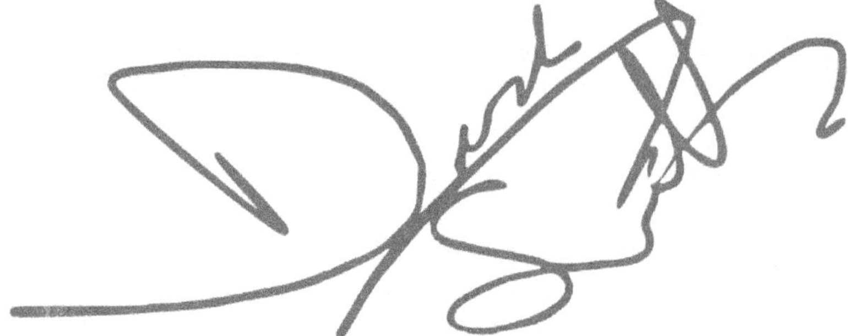